C000157654

Ayuno Intermitente Para Mujeres

Como Quemar Grasa Abdominal y Mantener Niveles Altos de Energia Siendo Madre de Tiempo Completo

Por

Beatrice Anahata

Tabla de Contenidos

Introducción

Felicidades por tomar su copia de este libro y gracias por hacerlo.

Este libro discutirá cómo puede incorporar el ayuno intermitente en su estilo de vida. Le dirá las ventajas de hacerlo y también los planes correctos. Este libro se centra en los planes de ayuno intermitente para las madres de tiempo completo. Ampliará su perspectiva sobre el ayuno intermitente y los cambios positivos que puede en su vida.

Ser mamá de tiempo completo es un trabajo exigente. Es una corona de tronos. Demasiadas expectativas, demandas y muy poco tiempo. Desde el sol hasta la caída del sol, se produce una carrera sin fin. La carrera por cumplir con las responsabilidades requiere una atención completa e indivisa. Luego, están los azules de las expectativas incumplidas. Responsabilidades que salieron de la lista. La culpa se jadea de no poder hacer todo. Resentimiento por no poder mantener a todos felices. La frustración de que los miembros de la familia no comprendan o cooperen plenamente con usted.

En medio de todo esto, su propia salud sigue siendo ignorada. Lo más fácil de sacrificar en medio de todo esto es el tiempo personal. Lenta y gradualmente, te afecta. Esa pequeña cantidad diaria de aeróbicos, yoga, meditación o caminata puede mantenerte rejuvenecido. Pero no encuentras tiempo para ello todo el tiempo. Te comprometes en ese momento. Te sientes bajo y lo compensas con comida. Esto comienza un círculo vicioso. La acumulación de grasa se acelera. Este es el comienzo de la espiral descendente. Una vez que esto comienza, volver se pone difícil.

Grandes historias de transformación, discursos de motivaciones, todos se ven bien e inspiradores. Pero, hay poco tiempo, energía y motivación para ponerlos en acción. Si dejas pasar el tiempo así, pronto se acumularían oles de grasa. Aquellos que piensan que cruzarán el puente cuando lo alcancen están equivocados. Una vez que cruces el umbral, volver es difícil. Régimen de ejercicio estricto requiere tiempo. Nunca lo tuviste en primer lugar. La dieta estricta requiere tiempo; nunca fue tu lujo. Desde el entrenamiento con pesas hasta la vida saludable, todo empezaría a salirse de los límites. Usted se compromete lenta y gradualmente con el peso. Desencadenaría el siguiente conjunto de problemas en forma de enfermedades relacionadas con la obesidad.

Todo este tiempo, hay un aspecto que siempre te molestó, pero siguió siendo ignorado. Es el impacto negativo de la grasa del vientre en su apariencia. Ser una madre de tiempo completo no significa que seas menos mujer. Te hace más de eso. Es su derecho a verse hermosa y atractiva. El vientre de los neumáticos no es sólo un problema cosmético, sino también un peligro para la salud. Empiezas a sentirte cansado más a menudo. Pierde resistencia y libido. Siéntase más estresado y fatigado.

Eres consciente de ello todo el tiempo. Presionas el botón de pánico en la desesperación. Como dicen, los tiempos desesperados exigen medidas desesperadas. Buscas internet; hablar con tus amigos y consultar a los expertos. Usted recibe sano aconseja reducir la grasa del vientre y poner su peso bajo control. Decides ser firme y apegarte al horario. Los entrenamientos son duros y la familia sigue exigiendo. La presión se vuelve insoportable. Los niños tienen escuela. El hogar necesita atención. La familia necesita tiempo. Necesitas relajación, y el régimen actual no encaja correctamente en la imagen. Empiezas a hacer compromisos, y la resolución sale de la ventana.

Esta es la historia en general de todas las madres de tiempo completo que están luchando con su peso. La mayoría sucumbe a la presión y hace compromisos. Se está accediendo a la derrota, pero la mayoría no tenía opción. Seamos realistas aquí por un momento. Ser mamá de tiempo completo es una responsabilidad a tiempo completo. La carga es inmensa. Las expectativas son altas. No es un paseo por el jardín, incluso para los más acomodados. Requiere dedicación, tiempo y determinación. Te pide que sacrifiques algunas cosas e ignores muchas. Siendo una madre responsable, ambas son cosas difíciles.

Puedes perder algo de peso con un estricto régimen de ejercicio y un control estricto de tu dieta. Pero, tanto demandan tiempo como energía, dos cosas en las que ya te estás quedando sin nada. Cada vez que empieces a ponerte laxo en ellos, ganarás peso mucho más rápido de lo que perdiste. Estas no son formas prácticas para las madres de tiempo completo que tienen a la familia como su primera prioridad. Este no es un modelo sostenible. Sostenibilidad es el nombre del juego cuando se trata de la programación de una madre de tiempo completo. No permanecerás motivado para siempre. Un niño o familiar se enferma, los compromisos familiares y otras cosas que requieren su atención cambiarán su enfoque. Tu vida se convertirá en una montaña rusa de dolores de culpa, fracasos y decepciones. Necesitas un método que te facilite controlar tu peso. Un método que no requiere que te salgas de la pista. Eso no requiere un esfuerzo extraordinario. Un método que no interrumpe tu curso normal de vida.

El ayuno intermitente es así el que abre las puertas de las oportunidades para ello. Es fácil, sostenible y eficaz. Cada actividad adicional que hagas como ejercicio, yoga, aeróbicos y trotar aumentará tus esfuerzos. Sin embargo, si usted no es capaz de dedicar tiempo a ellos, usted todavía estará en el camino. Usted no tendrá que tomar tiempo extra para preparar comidas largas y planes de dieta. Su dieta actual también servirá. Elegir adoptar una dieta saludable seguramente complementará sus esfuerzos de pérdida de peso. Es el modelo sostenible para las madres de tiempo completo, ya que pueden ser su yo habitual mientras traen el cambio.

El ayuno intermitente no es un truco de magia. Pero.está trayendo armonía dentro de tu cuerpo. Le da a su cuerpo para darse cuenta de todo su potencial. Desencadena las hormonas adecuadas que ayudan a perder peso. Hace tu vida más disciplinada y ordenada.

El problema con la palabra ayuno es que la gente lo malinterpreta. No es hacer dieta ni morirdes de hambre. Está condicionando su cuerpo a canalizar correctamente la energía. Envía las señales correctas a varias glándulas que necesitan para funcionar correctamente. Sus rutinas de ayuno corto les ayudarán en el trabajo.

Si usted es decidido a recortar esa grasa del vientre y quiere hacerse a sí mismo, más enérgico, entonces el ayuno intermitente es el camino a seguir para usted. Comenzará sin un cambio visible en sus niveles de energía en un corto lapso de pocas semanas. Puedes acelerar las cosas con ejercicio y dieta saludable. Cada esfuerzo que hagas complementará la pérdida de peso.

Este libro explicará la manera correcta de hacer el ayuno intermitente. Explicará-

- ✓ El enfoque científico basado en hechos hacia el ayuno

- ✓ La diferencia en los resultados entre la alimentación frecuente y el ayuno intermitente

- ✓ Las ventajas del ayuno intermitente

- ✓ Los resultados que puede esperar

- ✓ Los diversos métodos que se pueden utilizar sin interrumpir su vida normal

¡Hay un montón de libros sobre este tema en el mercado, gracias de nuevo por elegir este! Se hizo todo lo posible para asegurarse de que está lleno de tanta información útil como sea posible, por favor, ¡disfrute!

Capítulo 1: Comprender el ayuno intermitente y algunos conceptos erróneos relacionados

Análisis de comidas de alta frecuencia

Formar ideas basadas en la práctica común no es infrecuente. De hecho, es natural adoptar métodos que sean convenientes y luego protegerlos como la verdad de Dios. Esto ha sucedido con la idea de comer con frecuencia también. Pregunte a las personas en general, y apoyarían unánimemente la idea de que comer comidas más pequeñas a intervalos regulares. Ellos responderán por su eficacia con argumentos sólidos. Van a ir a decir que ayuda en la pérdida de peso y mantiene el cuerpo energizado. Usted puede encontrar decenas de personas que desecharían vehementemente la idea de ayunar y hacer dieta. Pero, ¿alguna vez has tratado de encontrar la base científica de ambas ideas?

En general, los nutricionistas aconsejan que comer 6 comidas al día mantiene su metabolismo alto. Evita que golpees la meseta metabólica conocida como el modo de inanición. Pero, en realidad, no ha habido un solo estudio para fundamentar estas afirmaciones. Estas son las reivindicaciones que se originan en la lealtad profesional. El trabajo de un nutricionista es mantenerte bien alimentado y nutrido. Este consejo se adapta a su descripción del trabajo que es para mantenerlo bien alimentado y nutrido. Pero, hacerque perder la grasa del vientre y ponerla en forma no es necesariamente su responsabilidad. Varios conceptos erróneos también nublan el pensamiento de los profesionales médicos. El engaño de seis comidas pequeñas en un día es uno de ellos.

Sin embargo, hay dos tipos de problemas en esta teoría. El primero es un problema práctico. Supongamos que empiezas a implementar seis comidas al día. Usted tiene el objetivo de reducir, controlar o mantener su peso si no todos. Esto significa que-

- Usted tendrá que restringir su ingesta de calorías a 2000

- Coma 6 veces al día sin comer más de 2000 calorías

- Usted tendrá tipos limitados de alimentos que puede comer

- La mayoría de los alimentos aumentarán la ingesta calórica

- Las comidas serán frugales e insípidas

- El tiempo de preparación de alimentos aumentaría mucho

- Los alimentos comprados y envasados en la tienda quedarían fuera del límite. (No son aconsejables de todos modos)

Ahora, el problema práctico es que no es una solución sostenible para las madres de tiempo completo. Como madre de tiempo completo, tienes responsabilidades. Un trabajo que no puedes delegar a nadie más. Deberes que necesita completar a tiempo, todos los días. No es como llegar tarde a una presentación en la oficina. Su falta de responsabilidad puede significar que sus hijos faltan a la escuela o que tienen un mal desempeño en la escuela. Incluso puede resultar en amargura en el ambiente familiar. Así que el tiempo y la rutina no están a tu favor aquí. Esto requerirá una preparación elaborada. Preparar 6 comidas al día en lugar de 3 es más exigente. Seguirlo regularmente puede ser difícil. Usted no sólo tiene que preparar más comidas ahora, sino que también tiene que asegurarse de que no cruzan la barrera calórica.

También hay problemas técnicos. Hay una falta de estudios que corroboren el éxito de este método. La mayor parte de este mito urbano proviene de fuentes no certificadas. En gran parte de los anuncios de comercialización de cereales y desayunos y escamas. Las comidas frecuentes serán muy difíciles de regular. De hecho, un estudio realizado para averiguar los ' Efectos del aumento de la frecuencia de las *comidas en la oxidación* de grasa, y el hambre percibida 'encontró todo lo contrario. Afirma que aumentar la frecuencia de las comidas de tres a seis al día no tiene ningún efecto sobre la oxidación de grasa. Nuestro cuerpo quemaría la misma cantidad de calorías en el procesamiento de los alimentos. Sin embargo, se encontró que ha habido un aumento significativo en el hambre y el deseo de comer en comidas de alta frecuencia. Terminarás consumiendo más calorías. Incluso su resistencia a la insulina puede aumentar. Por lo tanto, si usted tiene la intención de controlar su peso, entonces esta metodología definitivamente no va a funcionar para usted.

Efecto del ayuno intermitente en la pérdida de peso

El mayor argumento dado contra el ayuno intermitente es que envía señales incorrectas al cuerpo. La gente dice que el ayuno envía el cuerpo al modo de hambre. El cuerpo ralentizaría las actividades metabólicas. En principio, esto es cierto. Si el cuerpo se da cuenta de que se está muriendo de hambre comenzaría a conservar la energía y bajar la tasa metabólica. Pero la verdad termina aquí. El modo de hambre tarda alrededor de 72-96 horas en establecerse después de la última comida. El ayuno intermitente es un intervalo de alimentos de 14-24 horas como máximo. No puede enviar su cuerpo a un modo de inanición en ningún caso. Por el contrario, los estudios han demostrado que la tasa metabólica realmente aumenta entre 3.6%-14% después del ayuno a corto plazo. Esto sucede cuando nuestro cuerpo busca frenéticamente fuentes de energía y comienza a descomponer la grasa almacenada. La oxidación de grasa se acelera durante este período. Nuestro cuerpo lo ha aprendido de la práctica evolutiva. Ha sido el truco de supervivencia a lo largo de la historia evolutiva.

Nuestro cuerpo, al igual que otros sistemas, sigue un sistema jerárquico cuando se trata de consumo de energía. Trata de quemar la forma más fácil de energía disponible al principio, es decir, azúcar en la sangre y glucógeno. Cuando se agota esa energía, cambia a formas difíciles de energía como los depósitos de grasa. Ahora, cuando comemos a intervalos frecuentes, hay mucha energía fácil en forma de azúcar en la sangre y glucógeno. El cuerpo nunca necesita usar los depósitos de grasa. Lenta y gradualmente la formación de enzimas que ayudan a quemar grasa corporal disminuye. Los niveles de azúcar en la sangre y glucógeno sólo bajan cuando nuestro cuerpo ha estado en un estado de ayuno durante 8-12 horas. Sólo entonces nuestro cuerpo empezaría a quemar la grasa corporal. Si desea reducir su grasa corporal y recortar su vientre, entonces el ayuno intermitente durante al menos 14 horas es la mejor manera de hacerlo. Este libro le dirá las maneras en que puede hacerlo fácilmente. También conocerás las ventajas de hacerlo y la base científica para ellos.

Capítulo 2: Ayuno intermitente- El trato real

La obesidad ha surgido como una epidemia. Lo alarmante es que ha habido un fuerte aumento de las tasas de obesidad entre las mujeres. Un estudio publicado en *Times health* afirma que la tasa de obesidad era del 40% entre las mujeres en los Estados Unidos en comparación con el 35% en los hombres. El hecho preocupante es que se ha vuelto constante entre los hombres, pero sigue aumentando entre las mujeres año tras año. El estudio observó un aumento del 3% en un lapso de dos años entre 2014 y 2016.

Los efectos nocivos de la obesidad son bien conocidos por todos y no es necesario estresarse. La obesidad se ha convertido en la principal causa de enfermedades que causan muertes en los Estados Unidos. Las enfermedades cardíacas, la hipertensión, la osteoartritis y los problemas metabólicos son algunos de los principales problemas. El hecho más sorprendente es que la mayoría de la gente en los Estados Unidos lo sabe. Sin embargo, todavía hay una escasez de pasos efectivos.

Medidas populares de pérdida de peso y las razones de su ineficacia

- **Dieta**

Los experimentos con la dieta han sido el paso de tiempo nacional favorito. La dieta ha sido una industria de miles de millones de dólares. Demasiadas variaciones y trucos y, sin embargo, los resultados no han sido impresionantes. La razón principal es la falta de metodologías establecidas. La dieta es difícil de seguir, tomar tiempo y necesita una disciplina muy estricta. Francamente hablando, es difícil seguir en la vida acelerada actual. Afirmando una investigación de UCLA, profesor asociado de psicología en UCLA, Tracl Mann dijo que las personas que perdieron 5-10% de su peso a través de la dieta lo recuperaron rápidamente. Dijo que mantener la pérdida de peso era muy difícil a través de la dieta. También dijo que entre un tercio y dos tercios de las personas que están a dieta recuperan más peso que realmente perdieron.

- **Ejercicio**

El ejercicio, el yoga y un régimen de acondicionamiento físico similar pueden sin duda traer buenos resultados. Pero, en la instancia en que te caigas fuera de la rutina, empezarás a subir de peso a un ritmo aún más rápido.

Por todas las razones prácticas, esto hace que el ejercicio sea desfavorable como primera opción.

- **Cirugía**

Cuando todo falla, la gente se vuelve hacia la medicina. La ciencia médica ha hecho progresos significativos. Varios procedimientos bariátricos se jactan de controlar el peso. Uno de esos procedimientos fue la banda gástrica. Sin embargo, poco a poco la gente se dio cuenta de que mantener el peso perdido es realmente difícil. La gente ganó el peso perdido muy pronto, y todo el ejercicio fue en vano. Otros procedimientos también han mostrado resultados algo similares. El costo es alto, el riesgo es grande, pero la ganancia es inconsistente. Esto hace que incluso las cirugías bariátricas sean una opción menos favorecida. Para empeorar las cosas, la mayoría de la gente no aceptaría ir bajo el cuchillo para reducir el peso. Para añadir sal a la miseria, no sólo es muy caro, pero conseguir la aprobación de los médicos y las compañías de seguros también es complicado.

Ayuno intermitente: la solución probada en el tiempo

Cuando todo lo demás falla, tendemos a mirar hacia la naturaleza. La respuesta siempre ha estado ahí. Siempre supimos la respuesta, ya que nuestros antepasados la han estado practicando durante siglos. Estaba en su práctica de comer. Nuestros ancestros eran nómadas. La probabilidad de encontrar comida era baja para ellos. Por lo tanto, los períodos de ayuno eran frecuentes. Esta es la clave para quemar grasa. Aunque es cierto que nuestro cuerpo ralentiza la tasa metabólica después de que comienza a temer el hambre, pero eso no sucede muy pronto. Antes del modo de hambre, nuestro cuerpo está buscando frenéticamente fuentes de energía para alimentar los esfuerzos de supervivencia. Nuestro cuerpo extrae esta energía de los depósitos de grasa en nuestro cuerpo. Esta es la clave de nuestra búsqueda. Si podemos hacer que nuestro cuerpo busque fuentes de energía más a menudo entonces comenzará a quemar depósitos de grasa y ayudar a recortar esa grasa del vientre.

Algunas de las características llamativas del ayuno intermitente son:

- Es una manera fácil y sostenible de mantener el peso de las madres a tiempo completo

- No requiere una preparación extensiva

- No tendrías que tomar tiempo de vez en cuando para comer

- Puedes seguir con tu rutina normal la mayor parte del día

- La mayor parte del ayuno tendría lugar por la noche cuando no estás activo.

La razón por la que el ayuno intermitente es altamente eficaz a largo plazo:

- Es fácil adherirse al ayuno intermitente a largo plazo- Sostenibilidad

- No interfiere con lo que comes

- Usted obtiene sus necesidades nutricionales

- Acelera la pérdida de grasa, pero no la pérdida de masa corporal magra

- Es fácil de aplicar y monitorear

- Es seguro para la práctica a largo plazo y tiene resultados probados

- Puedes hacerlo sin ninguna ayuda externa

- Complementarlo con ejercicio y cambios en la dieta ayudará en la pérdida de peso rápida

Lo más importante

Reduce la resistencia a la insulina. Es el factor más importante para reducir el riesgo de la mayoría de las enfermedades crónicas. Puede reducir el riesgo de problemas como diabetes tipo 2, enfermedades cardiovasculares, accidentes cerebrovasculares y cáncer.

Lo mejor del ayuno intermitente es que es muy fácil de implementar. Naturalmente pasas 7-8 horas sin comer nada por la noche. Este es el tiempo que duermes. Extender este tiempo por unas pocas horas más no sólo aumentará sus esfuerzos de pérdida de peso, sino que también dará beneficios adicionales.

Los estudios han demostrado que el ayuno intermitente puede ayudar a equilibrar sus niveles de colesterol. Reduce significativamente el riesgo de enfermedades cardíacas. Su perfil de coagulación sanguínea también mejora enormemente. Esto ayuda a reducir el riesgo de coágulos sanguíneos y accidentes cerebrovasculares. El riesgo de inflamación crónica también disminuye significativamente.

Esto es importante para dejar claro desde el principio que el ayuno es diferente de la dieta. La dieta es ser selectiva sobre el tipo de comida que se puede comer. Sigues una dieta restrictiva de calorías. Te vuelves exigente con las cosas para comer y la cantidad en la que las comerás.

El ayuno intermitente se trata de traer un cambio en el patrón de alimentación. No repartes tus comidas durante todo el día. Tienes una ventana de alimentación limitada. Para los hombres, el período de ayuno intermitente ideal dura 16 horas. Para las mujeres, un período de ayuno de 14 horas es suficiente. Una vez que termine tu ayuno, puedes comer. Usted puede comer la misma cantidad de comida en dos o tres comidas dentro de las 8-10 horas restantes del día.

No tendrá que hacer ningún cambio en su horario diario. No es necesario hacer largos preparativos para las comidas. Una rutina de ejercicios por la mañana antes de terminar el ayuno diario ayudaría inmensamente. Sin embargo, su ausencia no causaría ningún impacto negativo.

Usted puede aumentar sus esfuerzos de pérdida de peso por ser selectivo acerca de las cosas que come. Si no comes demasiados exceso sor calorías en un día, te ayudará. Somos lo que comemos, y siempre será verdad. Puedes recorrer un largo camino al permanecer consciente de las cosas que comes. Sin embargo, no hay restricciones.

El período de ayuno no restringe la ingesta de líquidos. Se puede beber agua o bebidas sin azúcar. El énfasis principal es dar a su cuerpo tiempo para comenzar a quemar los depósitos de grasa en su cuerpo en lugar de glucosa.

Los beneficios para la salud del ayuno intermitente son:

- Quema rápida de grasa y pérdida de peso

- Aumento de la producción de HGH

- Mejora de bacterias intestinales beneficiosas

- Sensibilidad mejorada de la leptina

- Normalización de la hormona ghrelina

- Tolerancia mejorada de la glucosa

- Aumento del metabolismo

- Una mejor apreciación de los alimentos

- Una rutina fija

- Función cerebral mejorada

- Mejor sistema inmunológico

- Piel brillante

- Conciencia espiritual mejorada

- Menor estrés oxidativo

Lo mejor del ayuno intermitente es que es posible seguir la rutina incluso para las madres de tiempo completo. Puedes hacerlo sin sacrificar ninguno de tus roles. Le da total flexibilidad. Permanecería libre de los dolores de culpa de la dieta. Tendrás tus días de trucos. Podrás disfrutar mejor de tu vida. Te verías mejor sin tener que depender de fuentes externas. Esta es la mejor medida para mejorar su salud. Si esos neumáticos de barriga te están haciendo consciente, empieza. Si quieres hacer que tu cuerpo sea delgado y recortado, inícielo. Da un paso hacia una vida saludable y date a ti y a tu familia una razón más para sonreír. Porque puedes sentirlo o no, pero eres el motor de este tren.

El ayuno intermitente te mantendrá en forma y te ayudará a mantenerte en forma incluso sin hacer esfuerzos desesperados.

Los capítulos siguientes explicarían la base científica de las ventajas mencionadas anteriormente.

Capítulo 3: Quema de grasa y pérdida de peso

El ayuno intermitente es un concepto natural para muchas comunidades de todo el mundo. Comen antes de la puesta del sol y no comen durante muchas horas después del amanecer. Esto promueve la buena salud. Sin embargo, esta práctica les llega en forma de prácticas y rituales religiosos. Pero, esto no socava el impacto positivo de la práctica. Una religión llamada Jainismo en la India promueve fuertemente esta práctica.

Es importante mirar un poco más profundo en las raíces para entender la necesidad de esta práctica.

Jain es una comunidad comercial. La mayoría de los seguidores de esta religión han sido comerciantes, comerciantes y empresarios. Más horas de estilo de vida sentado y sedentario facilitaron la acumulación de grasa. Siendo una comunidad rica, no tenían escasez de comida rica y eso también se sumió en el peso. Esto ha estado sucediendo durante siglos. Los ancianos de la comunidad deben haberse dado cuenta de esto y haber entendido la raíz del problema. Por eso, como ritual, los seguidores de esta religión no comen después de la puesta del sol. Sólo pueden comer horas después del amanecer, y esto significa un espacio de más de 16 horas. Esta rutina de ayuno intermitente les ayuda a consumir la grasa.

Esta práctica milenario es un testimonio del éxito de este principio. Muestra los resultados probados y probados y la eficacia de la rutina.

Ahora, vamos a entender su funcionamiento y el impacto en la quema de grasa y la pérdida de peso.

Como se explicó anteriormente, nuestro cuerpo quemará fuentes fáciles de energía primero. La glucosa y el glucógeno vienen en esta categoría. Hubiera estado bien si hubieras estado consumiendo la misma cantidad de calorías que quemaste. Pero, eso no es posible en principio. Te convertirás en deficiente de energía. Su cuerpo sigue almacenando algo de energía en forma de depósitos de grasa para los días de lluvia. Por lo tanto, cuando usted come, el alimento consumido da glucosa y glucógeno. La glucosa se disuelve directamente en la sangre. Al cuerpo le encanta usar esta energía. Es el azúcar en la sangre, y es muy fácil de romper. Entonces nuestro cuerpo utiliza el glucógeno, que permanece depositado en nuestro hígado. Cada comida puede seguir liberando esta glucosa hasta 8 horas. Esto significa que si usted está comiendo seis comidas al día, su cuerpo nunca tendrá la oportunidad de poner las manos sobre los depósitos de grasa. Porque está consiguiendo un suministro de energía fácil en abundancia. Usted está reponiendo los depósitos mucho más rápido de lo que se necesitan. Esta es la causa del problema.

Cuando comienzas el ayuno intermitente, tu cuerpo deja de recibir la glucosa fácilmente disponible. En ese caso, tiene que empezar a quemar los depósitos de grasa. Los depósitos de grasa son difíciles de quemar. Pero, proporcionan una gran cantidad de energía. La energía así producida es sostenible. Usted puede comenzar a sentir menos apetito. Su consumo de energía también puede reducirse. Esto acelera sus esfuerzos de pérdida de peso.

Los estudios también han demostrado que una vez que comienzas el ayuno intermitente tu necesidad de comer continuamente desaparece. Te sientes más satinado. Usted no se sentirá privado de energía o débil porque todavía está recibiendo la cantidad suficiente de calorías por día. Usted está privando a su cuerpo de combustible fácil durante un cierto período. Tiene un impacto muy positivo en sus esfuerzos de pérdida de peso. Esto conduce a la quema de grasa más rápida y pérdida de peso. Como madre de tiempo completo, no puedes pedir cosas para mejorar.

Puede elegir el horario de ayuno de su elección. Sólo necesita ser de 14 horas de duración. Usted puede optar por comenzar su ayuno a las 6 de la noche. Levántate a las 6 o 7 de la mañana según tu comodidad y haz tu rutina de ejercicios. Desayuna a las 8 y ocho cosas. Esta no es una rutina difícil de seguir, ya que después de comer a los 6 es poco probable que sienta hambre por 9 o 10. Si duermes temprano, entonces puede ser ideal para ti. Sin embargo, si sigue otra programación, puede realizar los ajustes en consecuencia.

Seguir un horario fijo sería fácil. Es posible que sientas hambre al principio, pero te acostumbrarás muy rápidamente. Esto hará que el ayuno intermitente sea parte de su vida normal. Usted puede perder peso y dejar de ganar sin esfuerzos adicionales.

Varios experimentos realizados en ratas y ratones muestran que el ayuno intermitente fue mejor en pérdida de peso. Incluso con la misma cantidad de ingesta de calorías, las ratas en ayuno intermitente perdieron peso significativo.

Lo bueno es que puedes continuar con tu ayuno intermitente durante toda la semana y tomar los fines de semana como días de trucos. Esto evita que el horario se descomaifique en el camino de su vida regular. Usted puede disfrutar de las vistas de su familia sin dolores de culpa.

Aumenta los beneficios del ejercicio

Si usted está tratando de obtener resultados más rápidos, ejercicio durante el período de ayuno es el mejor. Hay una sencilla razón detrás de esto. En el estado de ayuno de 14-16 horas no hay azúcar en la sangre o glucógeno como la fuente de energía fácil. Cuando quemas energía tu cuerpo tendrá que derivar eso de tus depósitos de grasa.

Usted puede perder 3-8% de su peso corporal dentro de 3-24 semanas. También puede conducir a una reducción de la circunferencia de la cintura a la melodía de 4-7%.

Capítulo 4: Reducir la circunferencia de la cintura mejorando la sensibilidad a la insulina

La insulina es una de las hormonas más importantes liberadas por nuestro cuerpo. Desempeña un papel vital en nuestras vidas, y casi la mitad de todos los problemas metabólicos y de estilo de vida en el mundo moderno se deben al desequilibrio de la insulina. En palabras simples, la insulina es la hormona del corredor de energía. Su trabajo principal es unirse con las células y ayudarles a absorber la glucosa en sangre y otras fuentes de energía. La secreción baja de insulina puede causar una grave crisis energética en el cuerpo, y el sistema puede comenzar a apagarse. El desequilibrio de la insulina también puede causar diabetes y otros problemas metabólicos.

Nuestro cuerpo tiene un sistema muy rápido y sofisticado de absorción de energía. La glucosa de todo tipo de alimentos comienza a disolverse en la sangre cada vez que comemos. Nuestro cuerpo detecta el aumento de la glucosa en sangre y da instrucciones a nuestro páncreas para liberar insulina. Puede unirse a las células y ayudarles a absorber esta glucosa. Entonces podrán usarlo como una fuente de energía directa. Sin insulina, los niveles de azúcar en la sangre seguirán aumentando alarmantemente, pero nuestro cuerpo no recibirá ninguna energía. La insulina no sólo ayuda a quemar la energía en forma de glucosa, sino que también ayuda a nuestro cuerpo a almacenar el exceso de azúcar en forma de grasa. Regula constantemente la cantidad de azúcar presente en la sangre. Hasta este punto todo está bien. El problema está en exceso.

Antes, nuestros antepasados luchaban por cada comida. Eran deficientes en energía y, por lo tanto, cada vez que consumían alimentos rápidamente se dividen en energía. Hoy en día, es la edad de conveniencia y exceso. En el mundo moderno, una abundancia de fuentes de alimentos es común. Puedes comer cuando quieras. La merienda frecuente y comer se ha convertido en una norma. Esto mantiene los niveles de azúcar en la sangre aumentados durante la mayor parte del día. Es el punto donde comienza el verdadero problema.

Las comidas frecuentes mantienen los niveles de azúcar en la sangre altos y, a su vez, conducen a la liberación constante de insulina. La gran cantidad de energía convertida no es necesaria para su uso instantáneo. Conduce a la acumulación de grasa no deseada. Estás dando paso a la obesidad. Tener una barra de energía aquí y una paleta no parece mucho, pero en realidad, lo es. La liberación constante de insulina puede hacer que nuestras células desarrollen resistencia a la insulina. Esto significa que habrá una gran cantidad de azúcar en la sangre y insulina en la sangre, pero nuestro cuerpo no utilizará nada de ella. Desarrollarías hiperinsulinemia que provocaría hiperglucemia. Dejarías de quemar cualquier tipo de grasa, y la obesidad subiría al siguiente nivel.

La resistencia a la insulina es una condición alarmante. Lamentablemente, se está convirtiendo en una cruda realidad con el 40% de la población estadounidense que se ve afectada por la enfermedad. También está extendiendo sus raíces más rápido entre los niños.

La mala alimentación y la resistencia a la insulina conducen a la acumulación de grasa visceral. La circunferencia de la cintura sigue aumentando agregando neumáticos de grasa alrededor de su vientre. Las investigaciones han demostrado que el ayuno intermitente puede ayudar en este escenario. Un estudio realizado por Journal of Laboratory and Clinical Medicine demostró que las mujeres en ayuno intermitente pueden reducir 3-7% de su circunferencia de la cintura a través de ella. El ayuno intermitente ayuda a mejorar su perfil lipídico y también mejora la sensibilidad a la insulina. Aquí, es importante tener en cuenta que una mejor sensibilidad a la insulina es opuesta a la resistencia a la insulina. Su cuerpo será capaz de procesar mejor el azúcar en la sangre.

Es una gran solución para madres a tiempo completo plagadas de resistencia a la insulina. Pueden practicar el ayuno intermitente y controlar su grasa del vientre.

Capítulo 5: Hormona de crecimiento humano (hGH)

Hormona de crecimiento humano (hGH) ha ganado un gran reconocimiento en el pasado reciente. Se ha convertido en uno de los favoritos de las personas interesadas en el culturismo o deportes competitivos. La razón del interés es simple. Es una hormona muy potente con grandes beneficios. Es una hormona que mejora el rendimiento. Puede dar un gran impulso a sus esfuerzos de culturismo. Promueve la aptitud, crecimiento muscular, y la longevidad. También es una hormona que puede acelerar sus esfuerzos de pérdida de grasa. Pero, nuestro cuerpo lo produce en cantidades bajas después de la adolescencia. La gente recurre a hGH sintético para obtener estos beneficios. Sin embargo, tomar inyecciones sintéticas de hGH sin la supervisión de expertos es muy peligroso. El gobierno de los Estados Unidos ha declarado ilegal su venta y uso sin receta médica. Lo mismo ocurre con la mayoría de los gobiernos del mundo.

Nuestro cuerpo deja de producir hGH en grandes cantidades una vez que cruzamos la adolescencia. Esto se debe a que el crecimiento necesita disminuir. Sin embargo, nuestro cuerpo todavía produce hGH en cantidades bajas. Aquí, será importante entender la relación de hGH con otra hormona llamada insulina.

Nuestro páncreas libera insulina para transportar azúcar a nuestras células. La liberación de hGH sólo puede tener lugar cuando no hay presencia de insulina en nuestra sangre. Hasta que no haya presencia de glucosa, la secreción de insulina continuará. Esto sólo se detendrá después de 8 horas de nuestra ingesta de alimentos. En ese momento, nuestro cuerpo utiliza toda la glucosa libremente disponible. Después de eso, la producción de insulina se detendrá, y nuestro cuerpo puede liberar hGH. El ayuno intermitente puede ayudarte aquí. Permite el tiempo para que su cuerpo libere hGH ya que los intervalos de ayuno son más largos.

la secreción de hGH suele ser alta durante tres períodos:

1. Cuando esté durmiendo

2. Cuando usted participa en entrenamiento físico de alta intensidad

3. En caso de traumatismo

El ayuno intermitente prepara el terreno para la liberación de hGH en grandes cantidades. Esta hormona puede aumentar la tasa metabólica y ayudar a la pérdida de grasa. Esta hormona importante también es vital para la curación, crecimiento, y reparación de los músculos. Ayuda a la síntesis de proteínas. Es muy importante para aumentar la libido.

Una investigación realizada por el equipo del Intermountain Medical Center Heart Institute encontró que el ayuno intermitente elevó los niveles de secreción de hGH en las mujeres en un 1300% y en los hombres en un 2000%. Esto puede anular todos los demás beneficios ofrecidos por el ayuno intermitente. hGH no sólo ayuda en el corte de grasa más rápido, sino que también tiene muchos otros beneficios para la salud. Aumenta la inmunidad y ayuda a la producción de hormonas anabólicas también.

Esto le dará una ventaja definitiva en sus esfuerzos de pérdida de peso. Usted tendrá hGH natural como potenciador del rendimiento sin tener que preocuparse por los efectos nocivos o los costos. Como madre de tiempo completo, no se requiere mucho para implementar esta es tu vida. Un poco de cuidado y esfuerzo le dará el cuerpo que había estado anhelando desde hace años. Todo esto viene sin sacrificar la felicidad de nadie.

Capítulo 6: Pon a tu hambre insaciable bajo control

El hambre es uno de los sentimientos más fuertes en todos los seres. Es importante para la supervivencia, y nos mantiene en marcha. Ha sido la razón más importante de la evolución. Nos mantiene en marcha. Nos obliga a comer cuando más necesitamos energía. Pero, ¿y si la respuesta al hambre entra en un sobremarcha? ¿Y si seguimos sintiéndonos hambrientos todo el tiempo? Incluso imaginar el resultado no es agradable.

Sin embargo, es una realidad para la mayoría de las personas que sufren de obesidad. Tienen un impulso insatina para comer y seguir comiendo. Su respuesta de hambre no es por necesidad, pero debido a un mal funcionamiento, y esto es insalubre. Cuando siempre tienes hambre, comes. Su cuerpo no es capaz de utilizar esa cantidad de energía, y comienza a almacenarlo como grasa visceral. Empiezas a ser obeso, y da paso a nuevas enfermedades. Una cosa conduce a la otra, y comienza el círculo vicioso de las enfermedades.

Para controlar este hambre insaciable, es importante entender primero la causa. Nuestro estómago libera una hormona llamada Ghrelin cuando está vacía. Es una señal a nuestro cerebro para empezar a comer. Una vez que haya comido la cantidad necesaria de alimentos, la liberación de la hormona ghrelina se reduce. Es más alto cuando el estómago está vacío, y se detiene por completo después de una hora de su alimentación. La diferencia sustancial de esta hormona en las dos situaciones ayuda al cerebro a diferenciar entre la necesidad de comer o no. El problema surge cuando el estómago sigue liberando ghrelina en pequeñas cantidades todo el tiempo. A menudo sucede con las personas obesas. Su liberación de ghrelina nunca es muy alta, ya sea que estén vacíos con el estómago o llenos. Esto confunde el cerebro, y no cree que estés lleno. Siempre tienes ganas de comer, y añade más peso.

También es importante tener en cuenta que la hormona ghrelina también tiene otra función importante. Ayuda en la liberación de hormona de crecimiento. Cuanto más tiempo tengas hambre, más fuerte será la liberación de hGH. Como usted sabe que hGH ayuda en la quema más rápida de grasa, es importante mantener la liberación de ghrelina. Comer disminuiría la liberación de ghrelina, y quemarías calorías más lentamente.

Por lo tanto, es importante que su cuerpo libere una gran cantidad de ghrelina cuando usted está vacío estómago y detiene su liberación una vez que usted está lleno. También es útil que utilice la liberación de ghrelina para una mayor producción de hGH.

El ayuno intermitente te ayuda mucho en ambos. Ayuda a mejorar la sensibilidad a la ghrelina. Las pausas prolongadas entre las comidas ayudan a hacer que el cerebro sea más sensible a la ghrelina. Tu apetito se regula. Aparte de eso, el tiempo prolongado que se toma antes de la comida conduce a la mayor cantidad de liberación de ghrelina. Esto, a su vez, ayuda en la liberación más alta de hGH. Por lo tanto, no sólo se come la cantidad restringida de alimentos, sino que también se empieza a quemar más eficazmente. Los constantes dolores de hambre desaparecen, y las cosas comienzan a normalizarse. Usted será capaz de arrojar peso mejor y recortar esa grasa del vientre. El consumo regulado de alimentos no conduce a la acumulación de grasa visceral. Tu circunferencia de cintura estaría bajo control.

El ayuno intermitente te ayudará a controlar a uno de los mayores enemigos de la pérdida de peso, el deseo constante de comida.

Sin embargo, también debe tener en cuenta que tendrá que trabajar mucho hacia este objetivo. La liberación de ghrelina también se ve afectada por el tipo de comida que comes. Cuanto mayor sea la cantidad de azúcar procesada que comerá, se producirá la mayor cantidad de desequilibrio de ghrelina. El azúcar procesado como la fructosa es difícil de romper, y conduce a la acumulación de grasa visceral. Debe comer alimentos saludables ricos en fibra y evitar alimentos procesados que contengan fructosa.

Usted puede hacer un largo camino en su objetivo de reducir el peso y recortar su grasa del vientre mediante el control de su dieta. Debe comer alimentos saludables, hacer ejercicio regularmente junto con el ayuno intermitente y los resultados serían fenomenales.

Capítulo 7: Mejorar la sensibilidad de la leptina

Todos sabemos que existe una relación directa entre comer y aumentar de peso. Es una descerebradora. Cuanto más comas, mayor será la cantidad de energía que obtendrás. Seguirás aumentando de peso. Nuestro cuerpo tiene un sistema de control y equilibrio para mantener las cosas bajo control. Cuando el cuerpo se vuelve deficiente en energía, envía señales al cerebro para comer. Comes y ganas energía, entonces tu cuerpo libera una hormona sacinada llamada 'Leptina'. Indica a tu cerebro que deje de comer mientras estás lleno. Mantiene tu apetito bajo control. Sin embargo, las cosas se vuelven agrias cuando esta hormona funciona mal.

Las células grasas liberan leptina para enviar señales al cerebro de que no necesita comer más. Te llena de saciedad. Sin embargo, inflamación en las células de grasa puede crear un desequilibrio en la producción de esta hormona. Grasa más alta en el cuerpo conducirá a la liberación de una mayor cantidad de leptina. Esto puede crear resistencia a la leptina. Aunque puede haber una gran cantidad de leptina flotando alrededor del cerebro, puede que no lo reconozca. Seguirá pensando que tu cuerpo está desprovisto de energía y por lo tanto debe seguir comiendo. Comienza un círculo vicioso que conduce a un mayor aumento de peso. El alto nivel de leptina es muy dañino. Tendrás un hambre insaciable. Te volverás letárgico y dejarás de quemar grasa. Esto, a su vez, conducirá a una mayor ganancia de grasa.

Aunque hay varias razones para esto, la inflamación en las células grasas es principal. Reducir los niveles de leptina en la sangre puede ayudar a mejorar la sensibilidad a la leptina. El ayuno intermitente puede ayudarlo en esto. Cuando cambias al ayuno intermitente, estás entrenando a tu cuerpo para que permanezca sin alimentos durante períodos prolongados. Durante este tiempo los niveles de leptina en la sangre se mantendrán estables. Cuando comes comida, empiezas a sentirte satinado temprano. Adoptar un estilo de vida saludable, cambiar a dieta baja en carbohidratos y alta fibra y ejercicio también le ayudará en la lucha contra este problema.

Debe evitar los alimentos procesados, ya que mata las bacterias intestinales y aumenta la inflamación. La inflamación es una de las razones más importantes y por lo tanto debe centrarse en reducirla. Comer alimentos saludables es la clave aquí. Consumir grasas saludables que ayudan a la construcción de hormonas. Concéntrese en mejorar el funcionamiento intestinal. No sobrecargue su sistema con demasiada comida. El ejercicio regular también ayuda mucho a reducir la resistencia a la leptina. Su enfoque debe permanecer en mejorar su salud general.

Varios estudios han encontrado que el ayuno intermitente es una buena manera de mejorar la sensibilidad a la leptina. Ayuda en la lucha contra la inflamación y también reduce el nivel de ácidos grasos libres en la sangre. Estas son las dos cosas clave que conducen a la resistencia a la leptina. Una mejor sensibilidad a la leptina naturalmente reducirá su apetito, y se sentirá mejor. Su ingesta de calorías bajará, y usted se volverá más delgado con el tiempo.

Mientras usted está tratando de derribar la resistencia a la leptina, es importante reducir su ingesta de azúcar. Limitar la ingesta de fructosa y carbohidratos procesados te ayudará.

Una vez que la sensibilidad a la leptina mejore, comenzarás a sentirte mejor. Tu sueño mejorará, y empezarás a sentirte más enérgico.

Capítulo 8: Inflamación del contador antes de que te golpee

La inflamación es la respuesta natural del cuerpo a cualquier infección. Le ayuda e inicia el procedimiento corrector. Es una parte del sistema inmunitario del cuerpo. El problema comienza cuando la inflamación se vuelve crónica. Tu cuerpo sigue luchando con un problema durante mucho tiempo y no es capaz de resolver el problema. En ese caso, su propio proceso de inflamación comienza a actuar en su contra. La inflamación puede ser muy peligrosa en estos casos. El problema más grande es que tales inflamaciones pueden estar sucediendo durante años, desapercibidas. Tal vez ni siquiera conozcas de ellos. Sin embargo, su impacto en su salud puede ser muy grave.

El aumento de peso no natural puede ser el resultado de una de estas inflamaciones. También puede causar un desequilibrio en la liberación de hormonas de la leptina o ghrelina. La inflamación en las células grasas puede conducir a tales problemas. Esto hace que el manejo rápido del problema sea importante.

La inflamación en sí misma no es una enfermedad. Sin embargo, no cuidar de ella a su debido tiempo puede conducir al desarrollo de varias enfermedades. Algunos problemas de muy alto riesgo como la enfermedad de Alzheimer, el cáncer y los problemas cardíacos están relacionados con ella. Tener sobrepeso u obesidad aumenta aún más el problema.

Es muy importante que tome la inflamación en serio y comience a tomar precauciones. Su dieta juega un papel muy importante en la lucha contra la inflamación. La mala alimentación es el mayor detonante para ella. Si usted es demasiado dependiente de los alimentos procesados, grasas no saludables, dieta cargado de azúcar, entonces siempre habrá altas posibilidades de inflamación. Un estilo de vida sedentario y un ambiente estresante en el hogar o en el lugar de trabajo pueden agregar a él.

La inflamación no sólo conduce a la salud deteriorada, sino que también conduce a la baja moral. Se siente estresado, cansado e irritado. La calidad de vida baja. El mayor problema con la inflamación es que los medicamentos son una mala cura para ella. Los medicamentos suprimirán los síntomas, pero no curarán el problema. Por lo tanto, seguirá construyendo dentro de ti.

El ayuno intermitente puede ayudarte a combatir la inflamación. Especialmente, el que afecta tu cerebro. Nuestro cerebro libera un tipo especial de proteína llamada BDNF (Factor Neurotrófico Derivado del Cerebro). Es crucial para muchas funciones cerebrales importantes. Estimula la producción de nuevas células cerebrales y fomenta la neuroplasticidad. La inflamación disminuye el nivel de producción de BDNF. Puede conducir a problemas graves como una disminución en el flujo sanguíneo y oxígeno al cerebro. La neuroplasticidad o la capacidad del cerebro para volver a crecer también pueden disminuir. Su memoria, aprendizaje y capacidad de pensamiento alto pueden verse afectados.

Una mayor producción de BDNF le ayudará a perder peso. Suprimirá su ingesta de alimentos mediante la señalización de su cerebro correctamente. También aumenta el metabolismo que ayuda a perder peso. Por lo tanto, reducir la inflamación y aumentar la producción de BDNF es una buena manera de perder peso. Mejorará la sensibilidad del cerebro hacia varias señales.

Como se mencionó anteriormente, la inflamación es causada por varios factores. La mala dieta, el sedentarismo, el estrés y la obesidad son algunas de las principales causas. Para contrarrestar la inflamación, usted debe trabajar en estos temas en serio. Mejorar su dieta y consumir alimentos saludables es el primer paso. Un estudio realizado por El Laboratorio de Neurociencias, Instituto Nacional del Envejecimiento, Baltimore encontró que el ayuno intermitente puede ayudar a reducir la inflamación y aumentar la producción de BDNF. El ayuno intermitente es muy eficaz en la reducción del índice libre de andrógenos, los niveles de proteína C reactiva, colesterol total y LDL, triglicéridos, presión arterial, estrés oxidativo y otros marcadores de inflamación. Todos estos conducen a la inflamación. A medida que el nivel de inflamación baja la producción de BDNF aumenta.

El ayuno intermitente con ejercicio es una gran solución para reducir la inflamación. No sólo puede ayudar a reducir el peso, sino que también le ayudará a vivir una vida saludable y libre de problemas.

Capítulo 9: Ayuno intermitente-Definitivamente factible

Ahora, sabemos las ventajas de las ofertas de ayuno intermitente. Puede ayudarle a recortar la grasa del vientre y obtener energía ilimitada. Surge la pregunta, ¿es factible? La respuesta a esto está dentro de ti. Cualquier plan solo puede funcionar cuando pones tu corazón y tu mente en él. El ayuno intermitente es una manera. De hecho, es una de las mejores y más fáciles maneras de recortar la grasa del vientre. Como madre de tiempo completo, tienes muchas responsabilidades. Tienes mucho peso en los hombros, y nadie puede llenar tus zapatos. Pero, su salud también es importante. La grasa del vientre no es un problema cosmético, pero también dará lugar a muchos problemas de salud graves. Si quieres permanecer en posición de cuidar de tu familia así por mucho tiempo, entonces tendrás que tomar medidas concretas. Aumentar la grasa del vientre no te llevará a ninguna parte.

El ayuno intermitente es la solución más sencilla y eficaz que tiene. No se mete en el camino de tu vida diaria. No te pide que hagas cosas extraordinarias. No te quita el enfoque de tu principal responsabilidad. Te da energía ilimitada. Te hace recuperar tu figura perdida. Te llena de confianza. Te da energía positiva y espiritual. Te sentirás rejuvenecido y bien. Por lo tanto, la respuesta simple a la pregunta anterior es un Sí.

Sin embargo, el éxito no llega sin sacrificios. Tendrás que sacrificar algunos placeres momentáneos. El autocontrol es el requisito previo del ayuno intermitente. Tendrás que controlar el impulso de comer en la fase inicial. Poner un poco de control sobre el tipo de comida que comes ayudará mucho. El ayuno intermitente no requiere que vayas a una dieta deficiente en calorías. No te pide que elimines ningún tipo de comida de tu menú. Sin más, evitar los alimentos procesados, las grasas no saludables y el azúcar añadido aumentará sus esfuerzos de pérdida de peso. Lo mismo ocurre con el ejercicio. El ayuno intermitente prepara el terreno más fértil para quemar grasa rápidamente. La alta cantidad de hGH producida durante el ayuno intermitente le ayudará a perder peso rápidamente. También ayudará en el recrecimiento positivo de los músculos perdidos. Comienza un proceso completo de rejuvenecimiento. Pero, para que eso surta efecto, tendrá que poner un poco de esfuerzo extra en ejercicio. No es importante bombear hierro durante horas o hacer un entrenamiento riguroso con pesas. Incluso el ejercicio ligero también ayudará a su cuerpo a movilizar la grasa corporal. Todos estos pasos son complementarios al ayuno intermitente. Ellos ayudarán a su objetivo de arrojar peso más rápido y sentirse más enérgico. Sin embargo, no son obligatorios. Usted puede comenzar con el ayuno intermitente primero y luego cambiar a alimentos saludables y ejercicio. El resultado positivo lo motivará a tomar medidas adicionales. Puede mover un paso a la vez.

El ayuno intermitente es especialmente la mejor solución para las madres de tiempo completo, ya que es práctico. Decenas de veces sucede que hacemos resoluciones para bajar de peso. Juramos que haremos todo lo que esté a nuestro alcance para reducir el exceso de grasa. Nos ensillamos e incluso buscamos una rutina rigurosa. Pero pronto el entusiasmo se desvanece y en lugar de que la comprensión amanezca sobre nosotros. Sentimos que estamos flaqueando en nuestros compromisos. Creemos que la rutina no funciona para nosotros. Evaluamos que los resultados no son satisfactorios y, por lo tanto, debemos dejar de castigarnos a nosotros mismos. De los esfuerzos ordinarios se buscan resultados extraordinarios, y el fracaso para lograrlo rápidamente puede causar decepción. Contrarrestar este problema es muy importante.

El ayuno intermitente no requiere esfuerzos extraordinarios. No te lleva al límite. No busca más tiempo para ti. Puedes practicar sin estar a los ojos del mundo, y los resultados son fabulosos.

Todo lo que necesita hacer es elegir un plan de ayuno intermitente que se adapte a su estilo de vida. Ajuste de acuerdo a sus necesidades. Una vez completada la transición, adopta medidas adicionales como alimentos saludables y ejercicio para complementar tus esfuerzos. Los resultados serán mejores de lo que esperas. Es un enfoque de alto éxito hacia la pérdida de peso, y no interfiere con los asuntos diarios de su vida. Le da total libertad y flexibilidad. Tendrás tus días de trucos, para que no tengas que parecer anormal o desesperado. Se puede practicar sin publicidad para todo el mundo. Nadie necesita saber si no quieres decírselo.

La obesidad y la grasa del vientre son grandes problemas. Se encuentran entre los principales riesgos para la salud en estos días. Nuestro estilo de vida y la comida tampoco nos están ayudando de ninguna manera. Cambiar a un estilo de vida saludable que nos ayude a combatir la inflamación y las enfermedades es importante. El ayuno intermitente abrirá sus caminos hacia él.

En el siguiente capítulo se explicarán varios planes de ayuno intermitente para elegir. Elige el plan que más te convenga y dedícate a él. Pon tu corazón y tu mente en ello. Verá un cambio visible en sí mismo en un lapso muy corto.

Capítulo 10: Planes de ayuno intermitente

El ayuno intermitente mantiene el estómago vacío durante largos períodos. Puedes hacer que eso suceda como quieras. Usted puede hacer esto independientemente de su estilo de vida. Puede elegir la hora y el plan según su gusto. Incluso en el mismo plan, puede crear variaciones. El objetivo final es permanecer en un estado de ayuno durante un período prolongado. Sin embargo, siempre es beneficioso seguir un plan específico para obtener los mejores y más rápidos resultados. Hay algunos planes de ayuno intermitente comunes seguidos en todo el mundo. Puedes elegir el que más te guste. Lo único importante es apegarse a él y seguirlo correctamente. Coma sano mientras está en él y liberarse del estilo de vida sedentario. El ejercicio junto con el ayuno intermitente le traerá resultados excelentes.

1. Plan de ayuno intermitente diario

Este es el plan de ayuno más fácil y conveniente. Es fácil de seguir e implementar. En este plan, el período de ayuno es de 14 horas para las mujeres y 16 horas para los hombres. Así que, si eres una madre de tiempo completo, este plan funcionará como magia para ti. Es el menos estresante y requiere el mínimo esfuerzo. Usted tendrá una ventana de comedor de 10 horas que es adecuado para 2-3 comidas. Solo tendrá que cambiar una comida por adelantado para adaptarse a este plan.

Si usted es una persona de la mañana y evitar el desayuno durante mucho tiempo puede ser un problema, entonces usted puede comenzar este ayuno temprano en la noche. La noche hace que sea más fácil mantener a un lado los dolores de hambre. En caso de que permanezca despierto hasta altas horas de la noche, puede comenzar el ayuno un poco tarde por la noche y omitir su desayuno para terminar el tiempo de ayuno. El objetivo es completar 14 horas del período de ayuno.

Para entenderlo en términos claros vamos a romper el horario. Por ejemplo, si decide comenzar el ayuno temprano en la noche, puede terminar su última comida del día alrededor de las 5. Tu estado de ayuno duraría alrededor de las 7 de la mañana. Puedes hacer tu rutina de ejercicios normal antes de este momento. Usted puede tomar fácilmente su desayuno y comenzar su día con normalidad. Este plan funcionaría mejor para todas las madres que necesitan despertarse temprano. Usted tendrá una ventana de 10 horas hasta las 5 de la noche para distribuir sus 2-3 comidas del día según su conveniencia. En unos días, usted conseguirá habitual del plan y no sentiría ni el más mínimo antojo de comida en el estado de ayuno. Lo mejor de este horario es que tendrás una ventana muy corta para sentir el antojo. Después de comer a las 5 de la noche, no te sentirías hambriento durante las próximas horas. Por la mañana puedes desayunar temprano, y por lo tanto no tendrías que disminuir tu hambre por mucho tiempo.

En caso de que permanezca despierto por mucho tiempo por la noche y sienta que podría tener hambre después de comer a las 5, entonces puede cambiar su última comida por delante. Sin embargo, debe recordar que comer su última comida 2-3 horas antes de acostarse es importante. Ayuda en la digestión adecuada de los alimentos y te mantiene saludable. Por lo tanto, si usted tiene su última comida a las 9, entonces usted tendrá que permanecer en el estado de ayuno hasta las once del día siguiente. Esto significa que tendrá que omitir el desayuno. Si este horario te conviene, entonces también puedes hacerlo.

Su enfoque debe permanecer en algunas cosas simples. Este es un plan de ayuno intermitente diario, y por lo tanto trae consistencia. No tienes que recordar días, tiempo y cosas así. El ayuno se convierte en una parte natural de tu vida, y por lo tanto la transición es fácil. Pero, al principio, tendrá que poner un esfuerzo adicional para mantener la consistencia. Puede haber días en los que no sigas el horario, pero eso no debe disuadirte de intentarlo al día siguiente.

Debes mantener un estilo de vida activo. El ejercicio es el mejor, pero si no estás para ello al principio, entonces al menos debes probar caminatas y paseos rápidos. Esto utilizará la producción de hGH en su cuerpo. Su grasa se metabolizaría más rápido, y usted obtendría mejores resultados.

Adoptar el ayuno intermitente en su estilo de vida es una señal de que desea un cambio positivo en su vida. Quieres deshacer te del peso extra que llevas. Quieres mantenerte en forma y fabulosa. El desprendimiento de alimentos no saludables también es una parte de ella. Tu comida es importante. Puede ayudarle a mantenerse saludable y en forma. No es necesario descartar todo a la vez. Pero.debes empezar. Comience por eliminar los alimentos procesados de su dieta. Agregue más fibra y alimentos integrales. Coma grasas saludables que tengan muchos antioxidantes. Esto le dará un nuevo contrato de arrendamiento de la vida.

Este plan es el mejor para las madres de tiempo completo, ya que no es disruptivo. Encaja en tu rutina diaria como una mano en guante. No tienes que distraerte de tu vida rutinaria. Los esfuerzos adicionales y la precaución en los alimentos pueden obtener excelentes resultados. Comenzarás a perder peso rápidamente, y los efectos positivos del ayuno intermitente van mucho más allá de eso. Te dará energía positiva. Te sentirás más feliz y conectado. Es fácil de adoptar incluso para principiantes y funciona como un encanto para los experimentados también.

2. El Plan 5:2

Este plan de ayuno intermitente le permite comer una dieta normal los cinco días de la semana y puede ayunar en dos días de su elección. Sin embargo, a diferencia de los planes diarios de ayuno intermitente, no puedes comer una dieta normal en los días de ayuno. Usted tendrá que restringir su ingesta de calorías a 500 calorías. Este plan tiene varias cosas positivas y negativas que discutiremos ahora.

Para empezar con los aspectos positivos de esta dieta, es muy eficaz. Un estudio publicado en Journal of Diabetes and Vascular Diseases afirma que esta es una estrategia muy eficaz para bajar de peso. También dice que este ayuno ayuda a mejorar parámetros importantes como la sensibilidad a la insulina y biomarcadores de salud.

Primero entendamos cómo funciona. Puede elegir dos días de su elección para este tipo de ayuno. Los días de semana son preferibles, ya que mantienen sus fines de semana libres para la reunión social y salidas. Usted puede optar por darse un capricho en esos días. Sin embargo, en los días de su ayuno, sólo se le permite consumir 500 calorías durante la ventana de alimentación. Este plan puede parecer un poco difícil, pero no es poco práctico. Pero, definitivamente, se necesitaría más esfuerzo para adoptar, ya que no se convertiría en una parte del hábito.

Este plan requeriría mucho autocontrol, ya que las comidas van a ser pequeñas. Vivir con escasas 500 calorías por un día puede ser difícil para algunas personas, y es posible que te sientas extraño al principio. Sin embargo, usted puede acostumbrarse a él y cosechar los beneficios del plan. Los estudios han demostrado que este tipo de dieta da resultados similares a la restricción calórica continua. Usted perderá peso rápidamente, y habrá una mejora en la sensibilidad a la insulina y otros biomarcadores de salud.

Sin embargo, cuando se va por tales planes, es importante tratar la frase "dieta normal" con precaución. Cuando usted está tratando de bajar de peso, es importante mantener su dieta normal y la frecuencia de comer bajo control. Además de unos pocos días de trucos, debes prestar atención a lo que tú y las cantidades en las que comes.

En cuanto a los aspectos negativos de esta dieta, es un poco difícil. Usted debe comenzar con el ayuno intermitente diario y cuando usted se acostumbra a él, entonces solamente cambie a esto. Es difícil acostumbrarse a este estilo de ayuno, ya que hay falta de continuidad. Sin embargo, su cuerpo se acostumbra lentamente al horario de ayuno restringido por calorías de 24 horas.

3. Plan de ayuno intermitente del día alterno

Este método lleva el ayuno intermitente al siguiente nivel. Es como aumentar el nivel de dificultad de un videojuego. Sin embargo, las recompensas también son igualmente altas.

En este plan de ayuno, tendrás que ayunar cada dos días. Puede elegir el tipo de rapidez que desea mantener. Esto significa que usted puede optar por comer dieta de 500 calorías en la ventana de alimentación de diez horas o abstenerse de comer por completo. La elección será completamente tuya. Este tipo de régimen de ayuno es un poco extremo y sólo debe ser probado una vez que se ha vuelto habitual de ayuno. Este plan tiene sus propias ventajas. Usted va bajo en la ingesta de calorías y por lo tanto perder peso se vuelve fácil. La sensibilidad a la insulina y otros biomarcadores de salud mejoran considerablemente.

Este es un método difícil. Puede parecer perturbador como pasar hambre por un día completo, cada dos días puede ser difícil. Puede poner mucha tensión. Es posible que te sientas menos enérgico en tus días de ayuno al principio. En cuanto a los beneficios, hay un montón. La ingesta baja en calorías acelera la pérdida de grasa. Mejora la sensibilidad a la insulina. La formación de hGH aumenta y le ayuda en la formación muscular y pérdida de peso. Pero, este plan no es para todos. Sólo debe ser probado una vez que se ha acostumbrado a los dos planes anteriores.

4. Dieta de guerrero

Esta dieta se centra excesivamente en una dieta correcta junto con un estricto plan de ayuno intermitente. Si no estás lo suficientemente determinado o sientes que puedes seguir con esfuerzos moderados, entonces esto no es para ti. Esta dieta requiere que los practicantes permanezcan en un estricto plan alimentario donde sólo puedan comer algunas frutas y verduras crudas en el día. Solo tendrán una ventana de alimentación de 4 horas en la que podrán tener una comida completa. La dieta del día sólo consiste en pequeñas cantidades de frutas y verduras crudas. Te lleva a los límites, ya que esto no es una ocurrencia de una vez en la semana. Esto se convertirá en una rutina. Elimina estrictamente todas las grasas no saludables y los alimentos procesados de su dieta. También tendrá que evitar granos, carnes, alimentos refinados, así como productos cargados de azúcar artificial.

Este plan de dieta es difícil de seguir. Se necesitaría mucho esfuerzo para acostumbrarse a esta dieta. Sin embargo, los resultados serían sorprendentes. Se llama dieta de guerrero porque te prepara como uno. Este ha sido el patrón de alimentación de los seres humanos a lo largo de la historia evolutiva. Nos ha hecho sobrevivir contra todo pronóstico. No sólo se dirige al exceso de grasa, sino que también mejora sus biomarcadores de salud en general. Esta dieta reducirá todo tipo de inflamaciones crónicas y reducirá el estrés oxidativo. La combinación de dieta correcta y ayuno puede deletrear magia para usted. Funcionará más eficazmente que cualquier otra forma de ayuno intermitente. La razón es simple, reduce no sólo su tiempo de comer, sino también el tipo de comida que come. Consumes menos grasas y carbohidratos. Comes más fibra que ayuda a tu ambiente intestinal. Usted puede liberarse de la mayoría de los problemas. Pero, si usted está empezando el régimen de ayuno intermitente, entonces saltar directamente a este plan puede ser un error. Necesitaría un inmenso autocontrol y práctica. Debe avanzar paso a paso. Una vez que usted consigue habitual de la dieta restringida entonces sólo usted debe proceder a esta dieta.

Todos estos planes de ayuno intermitente están ahí para ayudarte con tus metas de pérdida de peso. Pero, su ventaja no se limita a ella. Mejorará tu salud general y te dará energía ilimitada. Todo lo que tienes que hacer es apegarte a cualquiera de los planes y seguirlo religiosamente. No ser lo suficientemente sincero obtendrá malos resultados. Para que sea un esfuerzo a largo plazo también es importante trabajar de manera organizada. No saltes los escalones ni te entusiasmes. Recuerda siempre que lento y constante gana la carrera.

El ayuno intermitente es una gran solución a un gran problema. La pérdida de peso ha sido una industria de miles de millones de dólares. La obesidad se está propagando como una epidemia, y también está causando una veintena de otros problemas. Mantener el peso bajo control es importante para mantenerla segura. El ayuno intermitente puede ayudarte en eso si lo sigues correctamente. Es una gran manera de reducir el peso y cortar la grasa del vientre para las madres de tiempo completo. Puedes practicarlo dentro de las cuatro paredes de tu hogar. Todo lo que necesitas es voluntad y autocontrol.

Capítulo 11: Cómo debe abordarlo

La mejor manera de abordar cualquier cosa es abordarlo positivamente. Una vez más, el dicho lento y constante gana la carrera es importante aquí. Ser demasiado celoso con esas cosas puede causar problemas. Las personas comienzan sus esfuerzos con toda la fuerza y comienzan a perder la motivación muy pronto cuando ven que los resultados no están de acuerdo a su expectativa. No puedes apresurar el proceso. Estás actuando contra tu propio cuerpo. El uso de la fuerza bruta no es bueno. Acabarías convirtiéndote en una fuerza gastada muy pronto.

Cuando se trata de madres de tiempo completo la situación se vuelve aún más complicada. Tienes un mundo de responsabilidades. Rushing con programas de pérdida de peso no sólo puede tener resultados pobres, pero también adversos. El ayuno intermitente es un enfoque muy constante hacia la pérdida de peso con resultados comprobados. Es una técnica de transformación completa practicada en todo el mundo. No sólo le ayudará a reducir la grasa y el peso del vientre, sino que también le ayudará psicológica y espiritualmente. Te volverías más fuerte y positivo.

La mayor preocupación de los principiantes es su éxito. Usted puede ser reacio a que sea difícil de seguir. Puede que tengas toda la razón. Pero.nunca lo sabrías sin intentarlo una vez. No hay consecuencias de fallar. No hay verguenza pública. En el lado positivo, hay una alta probabilidad de que no falle. Comience con el proceso fácil y apéguese a él. Podría haber algunos dolores de hambre. Es posible que sientas que te hacegor el estómago. Pero, usted tiene todo el tiempo, la libertad y la libertad para ajustar los tiempos según su conveniencia. Esto reduce las posibilidades de fracaso en sus esfuerzos. Sólo tienes que mantener la calma. Puede beber agua, té o café o cualquier otra bebida no calórica durante el tiempo de ayuno. Reducirá el efecto del hambre. Con el tiempo, estos problemas desaparecerán y su cuerpo se adaptará a este cambio positivo.

El ayuno intermitente en sí mismo también puede funcionar como una solución independiente. Sin embargo, su eficacia se reduciría cuando sigues atimentándote con alimentos poco saludables. Lo que comes juega un papel muy importante. Seguir una buena dieta es muy importante. Hay algunas cosas que debes evitar tanto como sea posible. Luego hay otros que necesitas aumentar.

Buena comida:

Grasas saludables: Al igual que las bacterias buenas y malas, hay grasa buena y mala. Las grasas saludables están llenas de antioxidantes y reducen el estrés oxidativo. Hidratos de carbono y azúcar: Los carbohidratos y el azúcar son las principales fuentes de energía. Sin embargo, usted debe permanecer cauteloso sobre el tipo de azúcar que está consumiendo. La glucosa en las frutas es dulce y saludable. Pero, el azúcar refinado que comes no lo es. Debe reducir la ingesta de azúcar refinado y aumentar el consumo de frutas y verduras.

Probióticos: La salud intestinal es muy importante. Puede mantener el peligro de inflamación en control. Mejorará su inmunidad y mejorará la digestión. Usted debe consumir alimentos probióticos en gran cantidad.

Food elementos a evitar:

Alimentos procesados: Estos alimentos contienen mucha azúcar. Dañan las bacterias intestinales y ayudan a causar inflamación. Estos alimentos causan acumulación de grasa y aumentarán sus niveles de insulina.

Grasas no saludables: Las grasas refinadas e hidrogenadas como los aceites vegetales pueden causar muchos problemas. Conducen a la acumulación de grasa y causan daño de radicales libres. Son una de las principales causas del estrés oxidativo. Debe evitar el uso de grasas no saludables.

Usted debe incluir las cosas buenas en su dieta y mantener su ingesta de calorías bajo control. El ejercicio regular en cualquier forma también es muy útil. Obtendrás los mejores resultados a través de él.

Por lo tanto, si usted está entrando en el ayuno intermitente, entonces no hay razón para apresurarse ya. Usted debe comenzar una cosa a la vez y luego incluir otras cosas saludables en la rutina. Lo importante es tratar de que sea una parte natural de tu vida diaria. Formar un hábito de la rutina traerá consistencia, y no tendrías que poner esfuerzos adicionales. El ayuno intermitente trae grandes resultados, y no te decepcionaría. Lo importante es dar el paso y comenzarlo.

Capítulo 12: Una palabra de precaución

El ayuno intermitente es un compromiso serio y tiene resultados sólidos. Sin embargo, a veces incluso las cosas buenas pueden interferir con las condiciones existentes. Por lo tanto, es importante que los considere antes de comenzar el ayuno intermitente.

El ayuno intermitente no es aconsejable para las madres embarazadas y lactantes. La razón es muy simple. Necesitan más nutrición. Su bebé depende de la comida que esté comiendo. Si se privan de alimentos adecuados, entonces puede afectar la salud de su bebé. Siempre pueden arrojar los kilos de grasa del embarazo en cualquier etapa posterior.

Si usted es anémico y bajo peso o sufre de cualquier tipo de trastorno de la alimentación, entonces usted no debe hacerlo. El ayuno intermitente le priva de una nutrición regular, y eso puede ser peligroso en tales condiciones. Pregúntele siempre a su médico antes de comenzar cualquier horario de ayuno.

El único efecto secundario visible del ayuno intermitente es el hambre. Usted puede sentir hambre, débil y con la cabeza ligera. Sin más que no hay razones para preocuparse, ya que estos son síntomas temporales. Su cuerpo está tratando de cambiar las fuentes de energía de glucosa fácilmente disponible a grasa. Te ayudará a largo plazo. Este hambre realmente le ayudará en permanecer enérgico y aumentar sus habilidades de procesamiento de grasa.

Una cosa muy importante a recordar es que una vez que rompes tu autocontrol de práctica rápida. Por lo general, las personas comienzan a hacer planes de comidas elaborados antes de terminar sus ayunos. Comer pesado después de un ayuno puede causar acidez y malestar. Comience el día con una comida más ligera. Usted puede tener una segunda comida pesada después de algún tiempo. No te apresures. Recuerda que tu objetivo es bajar de peso. El exceso de comida será un problema para ese objetivo. Este autocontrol será más importante al principio. Una vez que te acostumbres al horario, tu hambre disminuirá. El deseo de comer más disminuye con el ayuno intermitente, y naturalmente te sientes menos hambriento.

Pero, usted debe obtener una opinión médica experta antes de comenzar el ayuno intermitente si usted está sufriendo de cualquiera de los siguientes:

- Diabetes

- Presión arterial

- Problemas de azúcar en la sangre

- Peso insuficiente

- Anémico

- Tomar tratamiento para alguna otra condición médica

- Si usted está tratando de concebir

- Tener una historia de amenorrea

- Embarazada o Lactancia Materna

Aparte de tales restricciones médicas, usted es libre de practicar el ayuno intermitente y obtener grandes resultados. Esta es una gran manera de perder peso para las madres de tiempo completo. Usted puede cosechar los beneficios sin ir una milla extra. Así que, si estás harto de esos neumáticos de barriga manchando tu figura, entonces ve por ello. Es una gran solución para recortar esa grasa del vientre y obtener energía ilimitada.